LA CURA BÍBLICA PARA LA

ACIDEZ Y LA INDIGESTIÓN

VERDADES ANTIGUAS

REMEDIOS NATURALES Y LOS

 ÚLTIMOS HALLAZGOS

PARA SU SALUD

DON COLBERT, DR. EN MED.

La cura bíblica para la acidez y la indigestión por Don
Colbert, Dr. en Med.
Publicado por Casa Creación
Una división de Strang Communications Company
600 Rinehart Road
Lake Mary, Florida 32746
www.casacreacion.com

A menos que se indique lo contrario, todos los textos
bíblicos han sido tomados de la Versión Reina-Valera de
1960.

Impreso en los Estados Unidos de Norteamérica

Prefacio

Hay remedio para la acidez y la indigestión

Aunque son molestosos y embarazosos, los problemas digestivos no son mortales y son sencillos y fáciles de curar. Sí, pueden indicar problemas médicos más graves. Pero aun para los problemas más serios usualmente hay tratamientos que al alcance de todos. Con frecuencia, los problemas digestivos y sus síntoma están relacionados con el estilo de vida y la nutrición. Lo buen es que usted puede dar pasos positivos para eliminar esta molestia de su vida.

En este folleto descubrirá los métodos dados por Dios, tanto en el plano físico como en el espiritual, que para superar los problemas del sistema digestivo. Dios quiere que viva en divina salud para que pueda servirle y glorificarle. Tenga en cuenta esta promesa: «No seas sabio en tu propia opinión; teme a Jehová y apártate del mal; porque será medicina a tu cuerpo, y refrigerio para tus huesos» (Pr 3.7-8). Este folleto de «La Cura de la Biblia», es su oportunidad para utilizar la sabiduría de Dios en lo natural como en lo sobrenatural, y al hacerlo, ¡obtener *renovada salud y vitalidad*!

Existe una montaña de investigaciones sobre los norteamericanos y sus sistemas digestivos. Las investigaciones sobre este tema se presentan más parcializadas que ningún otro asunto. Por ejemplo, cada año 62 millones de norteamericanos son diagnosticados con un desorden digestivo. La incidencia y predominio de la mayoría de las enfermedades digestivas aumentan con la edad. Si nos paramos aquí, estaríamos pintando un cuadro muy desolador. Pero la verdad que a menudo es pasada por alto por los que están fuera de la profesión de medicina, es que hay respuestas para cada uno de estos 62 millones de casos.

Mire algunos de los otros hechos que hay disponibles sobre los problemas digestivos:

- Cerca de 25 millones de adultos sufren de acidez diariamente.
- Se reportan más casos de mujeres con síndrome de intestino irritable (SII) que de hombres.
- Se reporta que más de 60 millones de norteamericanos sufren de reflujo gastroesofágico y acidez, por lo menos una vez al mes.
- Estudios recientes parecen indicar que el reflujo gastroesofágico en infantes y niños es más común de lo que se creía, y puede producir vómito recurrente, tos, y otros problemas respiratorios.

Aunque todos estos informes son exactos, como se presentan arriba, solo muestran un lado de la historia. El otro lado es la historia de esperanza, ayuda y sanidad. Veinticinco millones de norteamericanos pueden encontrar alivio para la acidez. Sesenta millones de norteamericanos pueden encontrar ayuda para el reflujo gastroesofágico. Los niños pueden encontrar salud y sanidad. La Cura de la Biblia es un lugar excelente para comenzar a encontrar esperanza.

«La Cura de la Biblia» está diseñado para ayudarle a mantener su cuerpo en forma y saludable, a través de la prevención y la eliminación de los problemas digestivos. En este folleto,

descubrirá el plan divino de Dios para la salud del

cuerpo, del alma y del espíritu,
mediante la medicina moderna,
la buena nutrición y el poder medicinal
de las Escrituras y de la oración.

Este folleto fue diseñado pensando en usted. Los pasajes claves que encontrará a lo largo de todo el libro le ayudarán a enfocarse en el poder de Dios a través de su Palabra. Estos inspirados textos guiarán sus oraciones y dirigirán sus pensamientos hacia el plan divino de Dios para su salud. En este folleto, descubrirá cómo eliminar la acidez, la indigestión, la flatulencia y los gases, leyendo los capítulos sobre:

Estoy orando para que Dios le dé el entendimiento y la sabiduría que necesita para poner en práctica tanto los métodos físicos como los métodos espirituales, y así superar los problemas digestivos. Mientras lee este libro, será grandemente alentado y ayudado por la cura de la Biblia, para los problemas digestivos.

—Don Colbert, M.D.

UNA ORACIÓN DE CURA BÍBLICA
PARA USTED

Padre Celestial, sé que eres mi Creador. He visto las maravillas y la excelencia de tu poder en este mundo y de manera especial en mi cuerpo. Verdaderamente eres un Dios maravilloso y no hay nadie como tú en toda la creación. Eres mi Hacedor y has creado en forma asombrosa mi sistema digestivo. Por la obra de Tus manos, mi cuerpo recibirá todos los nutrientes que necesita para estar saludable.

Señor, entrego mi vida y mi salud a ti y a la cura que encuentro en la Biblia. Por el poder del Espíritu Santo, te pido que me concedas sabiduría para aplicar las verdades que aprenda en este libro. Tú conoces cada una de mis necesidades, cada una de mis situaciones, cada una de las células de mi ser y estoy totalmente convencido de que puedo confiar en ti con toda mi vida.

Perdóname cuando no hago lo suficiente para cuidar mi cuerpo, que es el templo de tu Espíritu Santo (Véase 1 Corintios 6.19). Ayúdame, Señor, a vivir en salud divina y a servirte con todo mi espíritu, alma y cuerpo, de ahora en adelante. Satanás no tiene ninguna autoridad en mi vida, Tú eres mi Rey . Satanás no tiene ningún poder sobre este cuerpo, Tú eres todopoderoso. Glorificaré tu nombre por tu maravillosa gracia y tu milagroso poder de renovación y restauración. Amén

capítulo 1

Cómo combatir los problemas del sistema digestivo

L a Biblia dice: «Porque tú formaste mis entrañas; tú me hiciste en el vientre de mi madre. Te alabaré; porque formidables, maravillosas son tus obras; estoy maravillado, y mi alma lo sabe muy bien» (Sal 139.13-14). Una de las más extraordinarias creaciones de Dios, es su sistema digestivo. ¡Qué maravilloso es saber que Dios creó tanto el combustible como el sistema para que nuestros cuerpos físicos tengan energía! El combustible que él creó se revela al comienzo de la Biblia.

Dios dijo en Génesis: «He aquí, os he dado toda planta que da semilla, que está sobre toda la tierra, y todo árbol en que hay fruto y que da semilla; os serán para comer. Y a toda bestia de la tierra, y a todas las aves de los cielos, y a todo lo que se arrastra sobre la tierra, en que hay vida, toda planta verde les será para comer» (Gn 1.29-30). ¡Usted está a punto de descubrir cómo algunas de las plantas, hierbas, semillas y hojas que Dios creó, le ayudarán a curar realmente su sistema digestivo!

El sistema digestivo es uno de los sistemas más usados —y abusados— de nuestro cuerpo. Puesto que el sistema digestivo es el responsable de convertir el alimento que ingerimos en los nutrientes que necesitamos para vivir, es muy natural que sea la fuente de toda una serie de enfermedades.

> *¿No sabéis que sois templo de Dios, y que el Espíritu de Dios mora en vosotros? Si alguno destruyere el templo de Dios, Dios le destruirá a él; porque el templo de Dios, el cual sois vosotros, santo es*
> 1 Corintios 3.16-17

Con demasiada frecuencia damos a nuestro sistema digestivo materiales pobres para trabajar. Como consecuencia, las enfermedades del sistema digestivo —más que cualquier otro desorden físico— envían la mayor cantidad de personas a los hospitales en los Estados Unidos. Estos desórdenes incluyen la hernia hiatal, acidez, úlcera péptica, intolerancia a la lactosa, estreñimiento, síndrome de intestino irritable, diverticulosis y muchos más.

Un dicho popular dice que somos lo que comemos. Una afirmación más cierta es que somo lo que realmente digerimos y asimilamos. Una persona puede llevar una dieta muy bien balanceada y estar tomando una variedad de suplementos nutricionales, pero si no los asimila adecuadamente, entonces mucho de los beneficios se están desperdiciando.

Para entender la digestión y la absorción del sistema gastrointestinal (SGI), se debe entender primeramente cómo funciona el SGI. La digestión comienza realmente con las señales que envía el cuando decide que el cuerpo necesita alimento. Estas señales estimulan al sistema digestivo para que comience a producir las enzimas y los componentes necesarios para la digestión.

Elimine el estrés y las emociones negativas antes de comer

Creo que es absolutamente importante bendecir los alimentos antes de comer, porque la oración nos ayuda a relajar nuestras mentes y cuerpos, preparándolos para recibir el alimento. Si una persona está agitada, enojada, temerosa o tiene cualquier otra emoción negativa mientras come, estas emociones negativas estimulan el sistema nervioso simpático, el que a su vez causa una disminución del ácido clorhídrico. Esto provoca una disminución de la secreción de enzimas pancreáticas, por lo que se hace más difícil la digestión de alimentos.

También creo que las alergias y la sensibilidad que tienen algunas personas hacia ciertos alimentos pueden ser el resultado directo de las emociones negativas mientras comen. Antes de comer, dedique un tiempo para agradecer a Dios por los alimentos y meditar en su bondad y en su provisión. Al orar, pida al Espíritu Santo que use los nutrientes que hay en sus alimentos para fortalecerle. Reclame su promesa: «No temas, porque yo estoy contigo; no desmayes, porque yo soy tu Dios que te esfuerzo; siempre te ayudaré, siempre te sustentaré con la diestra de mi justicia» (Is 41.10).

Quizás necesite tomar algunas respiraciones profundas y relajarse. Libérese de cualquier emoción negativa, luego dé gracias al Señor y bendiga los alimentos.

Este proceso es una de las cosas más importantes que puede hacer para tener una buena digestión. Pablo dice en Filipenses 4.6-7:

Por nada estéis afanosos, sino sean conocidas vuestras peticiones delante de Dios en toda oración y ruego, con acción de gracias. Y la paz de Dios, que sobrepasa todo entendimiento, guardará vuestros corazones y vuestros pensamientos en Cristo Jesús.

Lo que esté causando estas emociones negativas —como frustración, ansiedad o tensión— Dios es capaz, por medio de la oración, de entrar en nuestras vidas, hablarle a estas tormentas y traer perfecta paz. No solo Dios nos da paz, la clase de paz que sobrepasa nuestro entendimiento, sino que su paz actúa como una barrera alrededor de nuestros corazones y mentes y nos protege de futuras ansiedades.

La vida en una sociedad con tanto estrés y que vive tan a prisa, nos obliga muchas veces a hacer cosas que

> *Y dijo Dios: He aquí que os he dado toda planta que da semilla, que está sobre toda la tierra, y todo árbol en que hay fruto y que da semilla; os serán para comer. Y a toda bestia de la tierra, y a todas las aves de los cielos, y a todo lo que se arrastra sobre la tierra, en que hay vida, toda planta verde les será para comer. Y fue así.*
> GÉNESIS 1.29-30

están en conflicto directo con un estilo de vida saludable, como el comer a la carrera. Como resultado, nuestros cuerpos y mentes no están debidamente preparados para digerir el alimento. Entonces aparecen síntomas como la acidez, indigestión, gases y flatulencia y nos preguntamos por qué. Tome tiempo para calmarse, relajarse y dejar que la paz de Dios limpie su mente de emociones negativas. Dé gracias a Dios por su comida. Esta es una de las cosas más importantes que puede hacer para comenzar el proceso de una función digestiva saludable.

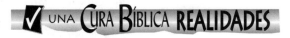

Antes de comer

- Relájese y calme su agitado ritmo de vida (Sal 37.7).
- Medite en la Palabra de Dios (Sal 1.1-2).
- Limpie su mente de cosas negativas, pensando en las positivas (Flp 4.8).
- Ore y dé gracias (Flp 4.6-7).

Mastique los alimentos

El siguiente importante paso para la digestión tiene que ver con la masticación de los alimentos.

Aunque el masticar es una acción refleja automática provocada por la sensación de los alimentos contra los dientes y dentro de la boca, es muy importante que aprendamos cómo masticar bien nuestros alimentos. Cada bocado debe ser masticado aproximadamente de veinte a treinta veces. A medida que masticamos, el alimento se mezcla con la saliva. La saliva contiene una enzima llamada amilasa. Haga cuenta que las enzimas son como un par de tijeras químicas que toman las grandes moléculas de almidones de nuestros alimentos y las cortan en pedazos más pequeños llamados azúcares simples.

Los almidones están llenos de la energía que nuestros cuerpos necesitan. Pero para obtener esa energía, los almidones deben ser descompuestos y su energía liberada. Es esta descomposición de los almidones en simples azúcares, lo que permite que nuestros cuerpos absorban su energía.

Por ejemplo, usted puede haber notado que si mastica un pedazo de pan o de galleta salada por un buen tiempo, comienza a sentir un sabor dulce. Esto se debe a que las enzimas en su boca están descomponiendo el almidón en azúcares simples.

¿Entonces qué sucede con los alimentos que pasan por nuestro sistema sin ser digeridos apropiadamente? Los materiales alimenticios no digeridos obstruyen nuestros intestinos y pueden tener efectos tóxicos sobre nuestros cuerpos, preparando así el escenario para las infecciones, el cansancio y las enfermedades degenerativas.

Entienda cómo su cuerpo digiere la comida

Es importante que usted entienda cómo su cuerpo digiere los alimentos. Sin este entendimiento, no sabrá por qué es necesario dar ciertos pasos para eliminar la acidez, la indigestión, la flatulencia y los gases. Permítame ir con usted a través del proceso básico de su sistema digestivo.

El sistema digestivo es un conjunto de órganos que actúan como un equipo de demolición que tritura y descompone las substancias químicas de los alimentos para convertirlos en minúsculos nutrientes que puedan ser absorbidos para generar energía para el cuerpo. Logra esto por medio de los jugos gástricos. A medida que el alimento pasa por el cuerpo, se descompone en pequeñas unidades que pueden ser absorbidas por la sangre y el sistema linfático. Algunas unidades son usadas para producir energía, otras para construir tejidos y células, y otras más son almacenadas para el futuro o para uso de emergencia.

Además, su sistema digestivo está continuamente construyendo y reemplazando sus células, que se desprenden y mueren frecuentemente.

Los grandes y ahuecados órganos del sistema digestivo tienen músculos que hacen que sus paredes se muevan. El movimiento de las paredes del órgano hace dos cosas: impulsar el alimento y los líquidos a través de esos órganos, y mezclar el contenido dentro de cada órgano. El movimiento propio del esófago, estómago e intestino se llama *peristalsis*. El movimiento peristáltico se parece a una ola del mar moviéndose por el músculo. El músculo del órgano produce un estrechamiento y luego esa porción estrecha es impulsada hacia abajo, a lo largo del órgano. Estas ondas o estrechamientos empujan el alimento o el fluido frente a ellos, a través de cada órgano hueco.

Esta compleja operación que llamamos *digestión* comienza en la boca. La boca y los dientes trituran los alimentos en pequeñas partículas. La lengua manipula los alimentos entre los dientes para que puedan ser masticados. El alimento es masticado, convertido en pulpa y mezclado con la saliva para convertirlo en una masa suave llamada *bolo* que puede fácilmente bajar por el esófago. La saliva, que está constituida en más del 99 por ciento por agua y contiene la enzima amilasa (ya antes mencionada en este capítulo), lubrica la masticación y la deglución, y comienza así el proceso de la digestión.

Después de que ha masticado bien su alimento, el bolo alimenticio es tragado a través del esófago, entrando de esa manera en la región de los intestinos, formada por el estómago, el intestino delgado, el intestino grueso, el recto y el ano. La verdadera digestión comienza en el estómago. El estómago saludable tiene un pH (índice de acidez) entre 1.5 y 3. Esto se debe al ácido clorhídrico que secreta.

¿Sabía usted que el ácido clorhídrico de su estómago es lo suficientemente fuerte como para quemar y hacer un hueco en la alfombra y derretir el hierro de un clavo? Este poderoso ácido es parte del increíble diseño de Dios creado para ablandar el alimento y matar cualquier germen que puede haber en él. La razón por la que el ácido clorhídrico no nos hace un hueco en el estómago, es porque Dios lo recubrió con moco. No solo eso, sino que la mucosa de su estómago ¡es reemplazada cada tres días para asegurar su fortaleza y utilidad!

El estómago es como un saco gigante que conecta el esófago y el duodeno (la primera parte del intestino delgado). En la unión del esófago y el estómago hay una válvula en forma de anillo llamada *esfínter esofágico* que cierra el pasaje entre los dos órganos.

Sin embargo, cuando do el alimento llega al anillo cerrado, los músculos circundantes se relajan y permiten que el alimento pase. Si este anillo no está cerrado debidamente después que el alimento pasa al estómago, el ácido clorhídrico que contiene este puede pasar al esófago y producir una sensación quemante (acidez).

> *Estatuto perpetuo será por vuestras edades, dondequiera que habitéis, que ninguna grosura ni ninguna sangre comeréis.*
> LEVÍTICO 3.17

El estómago consta de capas de músculos y nervios que continúan la descomposición del alimento comenzada en la boca. También es un compartimiento de almacenaje que nos permite comer solo dos o tres veces al día. Si no fuera así, tendríamos que comer cada veinte minutos más o menos. El estómago promedio de un adulto crece para contener de dos a tres pintas (cada pinta aprox. 1/2 litro) de alimento, y produce más o menos la misma cantidad de jugos gástricos cada veinticuatro horas.

El estómago tiene varias funciones:

- Es un depósito de almacenaje que aguanta la comida en la parte superior y la va soltando poco a poco hacia la parte inferior para que ser procesada.
- Es una licuadora. Sus fuertes músculos se contraen y aplastan el alimento hasta convertirlo en una masa espesa y pegajosa llamada *quimo*.
- Es un sistema para esterilizar. Las células en el estómago producen ácido clorhídrico, encargado de matar los gérmenes en el alimento.
- Es un tubo digestivo. El estómago produce un fluido digestivo —que contiene la enzima llamada pepsina— que descompone las substancias químicas del alimento para que puedan ser distribuidas como combustible para el cuerpo.

La vista, el olor o sabor de los alimentos, estimula el proceso de digestión, de manera que el estómago ya está preparado cuando llega el alimento. Cada vez que usted prueba una pizca de su comida favorita, o ve un comercial que le hace agua la boca, el cuerpo comienza un proceso digestivo. Este procesamiento del alimento en el estómago toma usualmente de una a cuatro horas, pero los diferentes tipos de alimentos necesitan diferente tiempo para digerir: los almidones se quedan en el estómago de una a dos horas; las proteínas, de tres a cinco y las grasas más de cinco. El resultado final de este proceso es un alimento semi líquido llamado quimo.

Luego, el alimento pasa al intestino delgado. Si el intestino delgado no estuviera replegado, no cabría en el espacio abdominal que ocupa. Mide entre dieciocho y veintitrés pies en el adulto promedio, por lo que es aproximadamente cuatro veces más largo que la altura de una persona. Es más o menos del grueso del tubo del papel toalla, y se divide en tres secciones:

- El *duodeno*, el área de recibimiento de los químicos y el alimento parcialmente digerido por el estómago.
- El *yeyuno*, donde la mayoría de los nutrientes son absorbidos a la sangre.

- El *íleon*, donde se absorben los nutrientes restantes antes de pasar al intestino grueso.

El intestino procesa alrededor de 2.5 galones de alimentos, líquidos y desechos orgánicos cada día. Para que suficientes nutrientes sean absorbidos por el cuerpo, deben entrar en contacto con un gran número de células intestinales. Cada una de estas células contiene miles de proyecciones similares a dedos pequeños llamadas *vello*. El vello recubre la pared del intestino delgado. En una pulgada cuadrada de intestino delgado, hay alrededor de 20.000 vellos. El vello se mueve constantemente para revolver el alimento licuado y sacar los nutrientes. Estas partículas más pequeñas que han sido descompuestas pueden pasar por el vello, donde son tomadas por capilares muy pequeños desde donde son llevadas al hígado.

Los músculos que

> *Si oyereis atentamente la voz de Jehová tu Dios, e hicieres lo recto delante de sus ojos, y dieres oído a sus mandamientos, y guardares todos sus estatutos, ninguna enfermedad de las que envié a los egipcios te enviaré a ti; porque yo soy Jehová tu sanador.*
>
> ÉXODO 15.26

rodean al intestino delgado se contraen de siete a doce veces por minuto para mover el alimento de atrás hacia adelante, revolverlo, amasarlo y mezclarlo con los jugos gástricos. El intestino delgado también produce ondas para llevar el alimento hacia adelante, pero estos movimientos son usualmente muy débiles e infrecuentes para permitir que el alimento permanezca en un lugar hasta que los nutrientes puedan ser absorbidos. Si una substancia tóxica entra en el intestino delgado, estos movimientos pueden ser fuertes y rápidos con el fin de expeler los venenos rápidamente.

Finalmente, todos los nutrientes digeridos son absorbidos a través de las paredes intestinales. Los minerales son absorbidos principalmente en el duodeno; los carbohidratos, las proteínas y las vitaminas solubles en agua, son absorbidas principalmente en el yeyuno; las grasas y las vitaminas solubles en grasa, son absorbidas en el íleon. Los productos de desecho de este proceso son llevados al colon, donde permanecen por lo general de uno a dos días, hasta que las heces son expelidas por un movimiento intestinal.

El intestino grueso o colon, se encuentra en la cavidad abdominal, como si fuera una versión cuadrada de un signo de interrogación. Las últimas pulgadas del colon forman el recto, que es el lugar de almacenaje del desecho sólido. Este desecho sale del cuerpo a través de una abertura externa llamada ano. No todo lo que comemos puede ser digerido, de manera que ese desecho puede ser expulsado fuera del cuerpo de una manera eficiente.

La substancias que no han sido absorbidas mientras estan en el intestino delgado, pasan al intestino grueso en forma de líquido y fibra. El intestino grueso es a menudo llamado «el basurero» del cuerpo, porque los materiales que llegan allí son de muy poca utilidad para el cuerpo y son enviados allí para ser desechados. La primera mitad del colon absorbe los fluidos y los recicla hacia el torrente sanguíneo. La segunda mitad condensa los desperdicios en heces y secreta moco, que se liga a los desechos y los lubrica para proteger al colon y facilitar su paso. De los dos a dos galones y medio de alimentos y líquidos tomados por el adulto promedio, solamente alrededor de doce onzas de desperdicios entra en el intestino grueso. Las heces están compuestas de alrededor de tres cuartas partes de agua. El restante son proteínas, grasas, alimento difícil de digerir, jugos digestivos secos, células desprendidas de los intestinos y bacterias muertas.

Usted debe tener un movimiento intestinal por lo menos cada catorce horas. Un horario típico para la digestión sería como sigue:

- 0 horas————comienza a comer
- 1\2 hora————el estómago está lleno
- 2 horas————el quimo entra en el duodeno
- 6 horas————el estómago está casi vacío
- 12 horas————los nutrientes son absorbidos en el intestino delgado
- 18 horas————los desperdicios se forman en el intestino grueso
- 24 horas————las heces está listas para salir del cuerpo

REALIDADES REALIDADES REALIDADES REALIDADES REALIDADES REALIDADES REALIDADES

Idealmente, si usted come tres grandes comidas al día, debe tener tres movimientos de intestino por día, pues Dios ha diseñado nuestros cuerpos para procesar el alimento a un ritmo consistente. Desgraciadamente, nuestras dietas tienden a impedir que los movimientos intestinales sean regulares. Por ejemplo, las dietas altas en grasa tomarán mucho más tiempo del necesario para moverse a través de nuestro sistema. De treinta a treinticinco gramos de fibra al día son esenciales para mantener un colon saludable. La fibra ayuda a mover el alimento a través del colon más rápidamente. Las personas con estilos de vida sedentarios necesitan aumentar tanto su ingestión de fibra como el ejercicio físico, para ayudar a que el proceso digestivo funcione más eficientemente. Hablaremos más sobre pautas dietéticas y problemas digestivos (como el estreñimiento) del colon y de los intestinos, en el capítulo cinco.

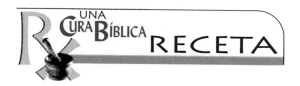

Pasos iniciales para combatir los problemas digestivos

Marque los pasos que comenzará a dar ahora mismo:

❑ Orar, relajarme y reducir la tensión

❑ Masticar los alimentos lentamente

❑ Concentrarme en en Dios y limpiar mi mente de emociones negativas

❑ Revisar cómo funciona mi sistema digestivo

capítulo 2

Cómo combatir las causas comunes de la acidez y la indigestión.

Sabemos por las Escrituras que Timoteo tenía problemas con su sistema digestivo, y que Pablo le dio algunos consejos prácticos (Lea 1 Tim.5.23). Bien, así como Dios se preocupó por el estómago de Timoteo, también se preocupa por cada detalle de nuestras vidas, aun de la manera cómo digerimos el alimento. Como dice el salmista: «No fue encubierto de ti mi cuerpo, bien que en oculto fui formado, y entretejido en lo más profundo de la tierra. Mi embrión vieron tus ojos, y en tu libro estaban escritas todas aquellas cosas que fueron luego formadas, sin faltar una de ellas» (Sal.139.15-16).

El Dios que le creó también le curará y le mostrará cómo vivir en divina salud. Exploremos algunas de las maneras que Dios ha provisto para curar su acidez y su indigestión.

Ahora que usted entiende las funciones básicas del sistema gastrointestinal, podemos hablar de las causas y de las soluciones para los problemas de acidez, indigestión, flatulencia y gases. Hay muchas diferentes causas para la acidez y la indigestión, entre ellas la hernia hiatal, reflujo, gastritis, úlcera, enfermedades de la vesícula, excesiva producción de ácido, insuficiencia pancreática y alergia a los alimentos.

El problema de la disminución en la secreción del ácido gástrico

Creo que una de las causas más comunes para la acidez y la indigestión es la hipoclorhidria, o sea la disminución en la secreción de ácido gástrico o, puesto más simple, que no suficiente ácido clorhídrico. Aproximadamente el 50 por ciento de las personas mayores de cincuenta años tienen una acidez estomacal baja.

La tensión en el estilo de vida de la mayoría de las personas tiene mucho que ver con esto. ¿Está su cuerpo diciéndole que tiene demasiado estrés? Coloque una X al lado de los síntomas que aparecen a continuación que son ciertos para usted:

❑ Dificultad para conciliar el sueño
❑ Levantarse cansado después de dormir
❑ Dolores musculares y físicos
❑ Sentirse deprimido o ansioso
❑ Sentimientos de pánico, incluyendo la aceleración de los latidos cardíacos y quizás sentirse mareado.
❑ Trastornos estomacales
❑ Diarrea

Si marcó cuatro o más de los síntomas anteriores, es posible que esté bajo demasiado estrés. Quizás debe hacer la siguiente prueba de estrés para medir cuán tenso está en este momento. Si registra un número alto y tiene problemas gastrointestinales, con toda probabilidad el exceso de estrés sea uno de los factores que precipitan estos problemas.

¿Cuán tenso está usted?
Su prueba de estrés

En la siguiente tabla podrá ver los cambios representativos en su vida y además, ver cuánto valor de estrés estos cambios le añaden. Selecciones los acontecimientos que haya vivido en los últimos doce meses. Luego haga la suma total de los puntos.

ACONTECIMIENTOS		PUNTOS
1	Muerte del cónyuge	100
2	Divorcio	60
3	Menopausia	60
4	Separación del compañero(a) sentimental	60
5	Cumplimiento de sentencia en prisión o probatoria	60
6	Muerte de algún familiar cercano que no sea el cónyuge	60
7	Heridas graves o enfermedad	45
8	Matrimonio o comienzo de una relación sentimental	45
9	Despido del trabajo	45
10	Reconciliación en el matrimonio o en relación sentimental	40
11	Retiro	40
12	Cambio en la salud de un miembro de la familia	40
13	Trabajo de más de 40 horas a la semana	35
14	Embarazo o buscar el embarazo	35
15	Dificultades sexuales	35
16	Llegada de un nuevo miembro a la familia	35
17	Cambio en posición de trabajo o en el negocio	35
18	Cambio en el estado financiero	35
19	Muerte de un amigo cercano (no un familiar)	30
20	Aumento en el número de discusiones con el cónyuge o compañero(a) sentimental	30
21	Hipoteca o préstamo para algo importante	25
22	Juicio hipotecario o por préstamo	25
23	Dormir menos de 8 horas por noche	25
24	Cambio de responsabilidades en el trabajo	25
25	Problemas con suegros o con hijos	25

26	Logros personales notables	25
27	El cónyuge comienza o deja de trabajar	20
28	Comienza o termina la escuela	20
29	Cambio de las condiciones de vida (huéspedes en casa, cambio de compañeros de cuarto, remodelación de la casa)	20
30	Cambio en los hábitos personales (dieta, ejercicio, comenzar a fumar o dejar de hacerlo)	20
31	Alergias crónicas	20
32	Problemas con el jef	e20
33	Cambio en las horas o condiciones de trabajo	15
34	Mudanza a nueva residencia	15
35	Estar en este momento en el período pre-menstrual	15
36	Cambio de escuela	15
37	Cambio de actividades religiosas	15
38	Cambio de actividades sociales (más o menos que antes)	15
39	Préstamos financieros menores	10
40	Cambio en la frecuencia de las reuniones familiares	10
41	Vacaciones	10
42	Estar en este momento en las festividades de invierno	10
43	Infracciones menores de la ley	5

TOTAL DE PUNTOS _____

Le he pedido mirar los cambios que se han producido en su vida en los últimos doce meses. Esto puede sorprenderle. Es crucial entender que un cambio importante en su vida puede tener efectos que duran mucho tiempo. Es como dejar caer una piedra en un estanque. Luego de la chapoteo inicial, experimentará ondas de estrés. Y esta ondas pueden continuar en su vida por al menos un año.

De manera, si ha experimentado en los los últimos doce meses un estrés total de 250 puntos o más, aun con una tolerancia normal ante el estrés, usted puede estar demasiada tenso. Las personas con una baja tolerancia al estrés, pueden estar hipertensas aun con niveles tan bajos como 150.[1]

El exceso de estrés le enfermará

Soportar demasiada tensión es como hacer funcionar el motor de su automóvil con el marcador de la temperatura o del aceite en rojo, o como mantener la tostadora prendida por demasiado tiempo, o hacer funcionar un reactor nuclear más allá del poder máximo permisible. Tarde o temprano, algo se romperá, se quemará o se derretirá. Qué se rompe dependerá de donde están los puntos débiles de su cuerpo físico. Y esto es mayormente una característica hereditaria.

Para recapitular, la tensión puede causar muchos problemas en su cuerpo, uno de los cuales puede ser la baja secreción de ácido gástrico, lo que provoca la acidez y la indigestión. El estrés puede convertir rápidamente un cuerpo saludable en uno enfermo. No es coincidencia que la Biblia trate el asunto del estrés más de 250 veces, trayéndolo desde la perspectiva de su cura: la paz.

Jesús dijo: «Mi paz os dejo, mi paz os doy. Yo no os la doy como el mundo la da. No se turbe vuestro corazón ni tengáis miedo». Esta es una gran promesa; una que merece que meditemos y recordemos diariamente.

> *Más a Jehová vuestro Dios serviréis, y él bendecirá tu pan y tus aguas; y yo quitaré toda enfermedad de en medio de ti.*
> ÉXODO 23.25

Su sistema nervioso y el sistema digestivo

Demos una mirada a su sistema nervioso y a cómo este puede afectar a su aparato digestivo. El sistema nervioso se compone de dos ramas: el simpático y el parasimpático.

El sistema nerviosos simpático es a su vez una rama del sistema nervioso autónomo. Cuando es estimulado, el sistema nervioso simpático produce un incremento del ritmo cardíaco y una subida de la presión sanguínea. Entonces las pupilas se dilatan, la sangre se desvía del sistema gastrointestinal y va a los músculos para darles el poder para pelear o para huir. Como resultado, cuando estos nervios son estimulados hay un incremento de la peristalsis (el movimiento muscular rítmico) en el intestino delgado y el colon, causando a menudo el que una persona elimine el contenido de sus intestinos, a fin de que pueda correr más rápidamente.

El otro brazo del sistema nervioso autónomo es el sistema nervioso parasimpático. En la respuesta parasimpática, hay una disminución del ritmo cardíaco, una constricción de las pupilas y una estimulación de ciertas glándulas digestivas. Esta respuesta es ideal para la digestión. Sin embargo, este respuesta solo se da cuando usted está relajado y en calma. Debido a la prisa de la sociedad, la mayoría de las personas trabaja, vive y come en un estado mayormente simpático. Esto es como manejar su carro con el acelerador al máximo todo el tiempo.

Eventualmente, estas personas quedan agotadas debido al continuo drenaje de las hormonas adrenales. En el dominio simpático, el flujo sanguíneo es desviado del sistema digestivo y hay una disminución de la secreción de ácido clorhídrico. Por lo tanto, la digestión se afecta dramáticamente.

Personalidades tipo A

La mayoría de las personas que son de personalidad tipo A —lo que significa que son impacientes, tensas, impulsivas y agresivas— tienen deficiencia en el ácido clorhídrico por lo que son más propensas a la acidez y a la indigestión.

Lo triste es que ellos están tratando su problema con anti-ácidos como Maalox, Mylanta, Tums, Rolaids, Zantac y Tagamet. En realidad, estos agravan el problema —en lugar de aliviarlo— al disminuir aun más el ácido. Estos productos solo le hacen sentir mejor. Debido a la baja secreción de ácido clorhídrico, hay

> *Bendice, alma mía, a Jehová, y bendiga todo mi ser su santo nombre. Bendice, alma mía, a Jehová, y no olvides ninguno de sus beneficios. El es quien perdona todas tus iniquidades, el que sana todas tus dolencias.*
>
> SALMO 103.1-3

una disminución de la producción de enzimas pancreáticas puesto que el ácido clorhídrico es lo que activa la liberación de las enzimas pancreáticas.

Una deficiencia de ácido clorhídrico causará, a su vez, una deficiencia de enzimas pancreáticas. Esto producirá una digestión incompleta de las proteínas, las grasas y los carbohidratos. A su vez, esto conducirá a la fermentación de los carbohidratos y las proteínas que no fueron digeridas completamente y a la ranciedad de las grasas digeridas de forma incompleta.

Cualquier cosa que no sea digerida y absorbida debidamente en el sistema gastrointestinal puede convertirse en tóxica, debido a los efectos que las bacterias, las levaduras o los parásitos podrían tener en los alimentos. En otras palabras, si las bacterias, las levaduras o los parásitos llegan al alimento antes de que podamos digerirlo y asimilarlo, estos pueden fermentar los carbohidratos, produciendo excesivos gases. Ellos pudren las proteínas, las cuales segregan materiales muy tóxicos que convierten en rancias las grasas.

Por supuesto, hay cura para los problemas causados por una personalidad dominantemente simpática tipo A. Es la cura de la Biblia y se llama el sábado o día de reposo. Una vez por semana, nuestros cuerpos necesitan una oportunidad para descansar. Esta ley espiritual tiene tremendos beneficios físicos, permitiendo que nuestro cuerpos descansen, se renueven y se restauren. También hay alguno pasos que podemos tomar durante el día para dar a nuestros cuerpos algunos mini-sábados.

Pasos a seguir antes de comer

Para corregir la baja secreción ácida del estómago, creo que primero debe aprender cómo relajarse antes de comer.

Recuerde que las técnicas de relajación no son diferentes que las dietas y el ejercicio. Son simplemente métodos probados para llevar a nuestros cuerpos a la sumisión del espíritu y a la voluntad de Dios. Pablo dijo: «Sino que golpeo mi cuerpo, y lo hago mi esclavo, para que después de haber predicado a otros, yo mismo no sea descalificado para el premio» (1 Co 9.27 NVI). Pablo no quiso decir que físicamente golpeaba su cuerpo. Más bien, se mantuvo en forma por medio del ejercicio y el autocontrol.

Ejercicio de relajación

Aprenda a relajarse con simples ejercicios tales como la relajación progresiva. Acuéstese en un lugar cómodo, con una música tranquilizante de alabanza y adoración como fondo. Comenzando con los dedos de los pies, flexiónelos por un segundo o dos y luego relájelos. Luego flexione los tobillos por un segundo o dos y relájelos. Pase por cada grupo muscular flexionándolo y luego relajándolo, hasta que llegue a los músculos de la cara. Esto llevará al cuerpo a un estado muy relajado.

Respiración profunda

Tal vez usted necesite una técnica que pueda ser completada en menos tiempo que la técnica de la relajación progresiva señalada anteriormente. Si este es su caso, practique entonces la respiración profunda simplemente acostándose con un libro sobre el abdomen, tomando una respiración profunda y observando cómo se levanta el libro. Luego exhale. Haga esto de cinco a diez veces, y esto también reducirá el estrés. Practique la respiración abdominal en lugar de la respiración de pecho para relajarse.

Una rápida caminata

También puede dar una vigorosa caminata antes de comer. Esto parece relajar a muchas personas. También puede meditar en la Palabra de Dios o leer las Escrituras en voz alta para relajarse. Isaías 26.3, dice: «Tú guardarás en comple-

> *Porque no nos ha dado Dios espíritu de cobardía, sino de poder, de amor y de dominio propio*
> 2 Timoteo 1.7

ta paz a aquel cuyo pensamiento en ti persevera; porque en ti ha confiado». Al estar en un estado relajado, usted evitará la reacción de «pelea o huida» que tiene el sistema simpático, lo que interfiere grandemente con la digestión.

Beba agua

Recomiendo altamente que beba uno o dos vasos de agua filtrada o destilada, treinta minutos antes de cada comida. Tenemos una capa mucosa que cubre las paredes del estómago. Esta capa mucosa tiene la función de prevenir que el ácido clorhídrico queme el estómago. Si no fuera esta capa mucosa de las paredes del estómago, digeriríamos nuestros propios estómagos.

Para que la cobertura mucosa sea adecuada, necesitamos adecuada hidratación. Es por eso que es absolutamente importante beber de uno a dos vasos de agua, treinta minutos antes de cada comida. Recomiendo un mínimo de dos litros de agua al día.

Si usted tiene síntomas de acidez e indigestión crónicas, le recomiendo ver a un médico nutricionista antes de comenzar el programa de nutrición. Su médico nutricionista debe determinar primero si su estómago produce cantidades inadecuadas de ácido clorhídrico. El puede hacer esto con una prueba nutricional.

Además, su médico debe descartar una úlcera o gastritis, puesto que el ácido clorhídrico podría agravar estas condiciones.

Para corregir la baja secreción de ácido gástrico, debe comenzar tomando seiscientos miligramos de ácido clorhídrico en cada comida principal. Si es una comida pequeña, debe tomar solamente trescientos miligramos de ácido clorhídrico. La dosis debe ser gradualmente incrementada bajo la dirección de su médico nutricionista.

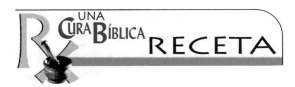

UNA CURA BÍBLICA RECETA

Para prevenir la acidez

¿Cómo se relajará antes de una comida?

_____

_____

¿Cuántos vasos de agua beberá diariamente?

_____

¿Qué pasos planifica dar para reducir su tensión?

_____

_____

Escriba una oración dando gracias a Dios por su alimento y agua viva. También pídale que le guíe para encontrar nuevas maneras para descansar y relajarse.

_____

_____

_____

_____

capítulo 3

Cómo combatir los problemas de indigestión

¿**C**on cuánta frecuencia el placer de una buena comida ha sido arruinado por una terrible acidez? Tengo buenas noticias: ¡No tiene por qué soportar más estos problemas! Es posible, con la ayuda de Dios y la autodisciplina, combatir los problemas de indigestión y sentirse bien.

Exploremos un poco más profundamente algunos simples métodos con los que se puede aliviar la acidez, a través de la dieta, la relajación, el ejercicio y la pérdida de peso.

Todo comienza con su actitud mental y su visión espiritual. Comience por reemplazar el negativismo con acción de gracias. Decídase a actuar en lugar de quedarse sentado y sufrir. Busque un amigo que le ayude a dar los pasos mencionados en este capítulo. Y ore pidiendo fortaleza para seguir adelante. Recuerde que Dios no es simplemente un sanador; él es su Sanador. La Biblia dice: «Si oyeres atentamente la voz de Jehová tu Dios, e hicieres lo recto delante de sus ojos, y dieres oído a sus mandamientos, y guardares todos sus estatutos, ninguna enfermedad de las que envié a los egipcios te enviaré a ti; porque yo soy Jehová tu sanador» (Éx 15.26).

Hernia hiatal

Una de las principales causas de la acidez y la indigestión es la hernia hiatal. Aunque para esto su médico puede recomendar la cirugía, hay algunos cosas que puede hacer para aliviar los síntomas y posiblemente evitarla.

Una hernia hiatal es simplemente una pequeña porción del estómago atravesando el diafragma. Esto sucede generalmente a consecuencia del embarazo, la obesidad y el aumento en la presión abdominal. Aproximadamente el 50 por ciento de las personas mayores de cincuenta años tienen hernias hiatales. Sin embargo, solamente el 5 por ciento de estas hernias hiatales producen reflujo esofágico.

Creo que el mejor tratamiento, tanto para las hernias hiatales como para el reflujo esofágico, es perder peso, especialmente en el área abdominal.

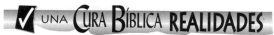

Claves para perder peso

1. Beba dos litros de agua filtrada o embotellada al día. Lo mejor es beber dos vasos de 8 onzas 30 minutos antes de cada comida, o entre uno y dos vasos de 8 onzas dos horas y media después de cada comida.

2. Treinta minutos de una caminata vigorosa, cuatro veces a la semana.

3. Puede comer fruta; sin embargo, evite los jugos de frutas.

4. Cosas que debe evitar:
   - azúcar
   - alcohol
   - cualquier comida frita
   - almidones (pan, galletas, bagels, papas, fideos, maíz, habichuelas negras, pintas, rojas). También limite su ingestión de bananas.

5. Alimentos que debe comer:
   - Frutas frescas
   - Vegetales al vapor o crudos
   - Carnes magras
   - Ensaladas, preferiblemente con aceite de oliva extra virgen y vinagre
   - Nueces (almendras y maní orgánico) y semillas

6. Tome suplementos de fibra que no contengan NutraSweet o azúcar.
7. Tome dos cucharadas de leche de magnesia, si está estreñido.
8. Siga la dieta sugerida a lo largo de este libro.
9. Como bocadillos, puede comer barras de yogurt, miel y almendras, que se pueden adquirir en las tiendas de productos naturales.
10. No coma pasadas las 7 p.m.

REALIDADES REALIDADES REALIDADES REALIDADES REALIDADES REALIDADES REALIDADES

Cómo tratar el reflujo esofágico

El reflujo esofágico es causado por el ácido del estómago que pasa al esófago, lo que ocurre cuando la válvula (el esfínter esofágico) no se cierra debidamente. La razón por la que esta válvula no se cierra debidamente, tiene que ver con la dieta.

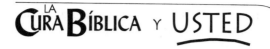

CURA BÍBLICA Y USTED

¿Qué estimula el reflujo esofágico?

Haga esta simple prueba para ver si está o no evitando estos alimentos y líquidos que a menudo provocan el reflujo esofágico. La siguiente lista incluye lo que debe evitar. Marque los que va a evitar comenzando hoy.

❑ Chocolate
❑ Café
❑ Alcohol
❑ Alimentos altos en grasa
❑ Beber demasiados líquidos con una comida (Es muy importante no beber más de cuatro onzas de líquido con cada comida, puesto que el excesivo líquido aumentará la tendencia a tener reflujo, si la válvula no está funcionando apropiadamente.

Evite los líquidos helados
con sus comidas

La indigestión es un desorden extremadamente común en los Estados Unidos. Una de las principales razones por la que los norteamericanos sufren de indigestión frecuente es porque consumen bebidas frías con las comidas. Primero, le recomiendo que beba aproximadamente de uno a dos vasos de 8 onzas treinta minutos antes de comer. Preferiblemente debe ser agua a temperatura ambiente. Durante las comidas limite la ingestión de líquidos a unas cuatro onzas. Estas bebidas también deben estar a temperatura ambiente.

> *Del fruto de la boca del hombre se llenará su vientre; se saciará del producto de sus labios. La muerte y la vida están en poder de la lengua, y el que la ama comerá de sus frutos.*
> PROVERBIOS 18.20-21

El beber líquidos helados con la comida hace que la digestión sea más lenta. Es como tratar de prender fuego mientras se le echa agua cuando comienza a ponerse caliente. Así ocurre con nuestra digestión. Al beber continuamente líquidos fríos con nuestras comidas, diluímos demasiado nuestros líquidos digestivos y hacemos significativamente más lento el proceso de la digestión.

Tome una tableta masticable de calcio

El calcio, en forma de una tableta masticable tal como Tums, puede cerrar la válvula. Mastique una tableta de calcio, como Tums, inmediatamente después de cada comida, y mastique otra tableta al momento de acostarse.

Otros pasos que puede dar.

Eleve la cabecera de su cama. Si la acidez o el reflujo esofágico todavía no se alivian, le recomiendo que coloque un bloque de concreto de cuatro pulgadas debajo de las patas de la cabecera de su cama. Esto permitirá que la gravedad prevenga flujo del ácido clorhídrico hacia el esófago. Tome DGL. Le recomiendo tomar DGL que es una forma especial de regaliz u orozuz. Tome dos tabletas masticables treinta minutos antes de cada comida y al momento de acostarse.

Beba jugo de aloe vera. Le recomiendo beber de medio litro a un litro durante el día. Sin embargo, evite beber demasiado pues puede producirle diarrea.

Una de las verdaderas claves para eliminar los problemas digestivos o para combatir los problemas de indigestión, es velar cuidadosamente lo que se come y perdiendo peso. Sabemos que perder peso es algo más que un asunto físico. Es sumamente importante que busque la ayuda de Dios para superar su tendencia a comer demasiado.

Recuerde las promesas de las Escrituras: «Todo lo puedo en Cristo que me fortalece» (Flp 4.13).

C̄URA BÍBLICA Y USTED

Dé estos pasos espirituales
ahora mismo:

- Pida que Dios rompa cualquier adicción a la comida o cualquier desorden de la alimentación que lo aflija
- Busque la guía del Espíritu Santo para encontrar a alguien que le ayude a ser responsable por sus hábitos alimenticios.
- Pida al Espíritu de Dios que le revele los alimentos que debe evitar, y los alimentos apropiados para su sistema digestivo.
- Acepte el deseo y la provisión de Dios para suplir todas sus necesidades, incluyendo sus necesidades físicas de alimento.

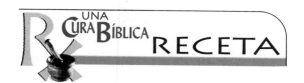

UNA CURA BÍBLICA RECETA

Bajar de peso

Perder peso es esencial para reducir los problemas digestivos. Complete las siguientes oraciones:

Una razón por la que me es difícil perder peso, es

_____

El primer paso que daré para perder peso es

_____

Un amigo que me alentará mientras bajo de peso es

_____

Mientras pierdo peso, oraré y meditaré en

_____

El ejercicio que haré regularmente es

_____

El alimento por el que necesito la fortaleza de Dios para evitar es

_____

capítulo 4

Cómo combatir la insuficiencia pancreática, las úlceras y la gastritis

Necesitamos tener el conocimiento de Dios para entender cómo funcionan los maravillosos órganos de nuestro complejo cuerpo en favor de nuestra salud. Estamos hechos de una forma maravillosa y Dios ha dado instrucciones específicas para cuidar cada órgano del cuerpo. Nuestro Hacedor desea que tengamos buena salud. El apóstol Juan dio el ejemplo, cuando escribió: «Amado, yo deseo que tú seas prosperado en todas las cosas, y que tengas salud, así como prospera tu alma» (3 Jn 2). A medida que usted aprende más sobre su cuerpo y decide cuidarlo, reclame la sanidad de Dios, y ore con otros por sanidad divina, poniéndose de acuerdo con ellos en oración.

Aférrese de esta maravillosa promesa de Dios: «Otra vez os digo, que si dos de vosotros se pusieren de acuerdo en la tierra acerca de cualquiera cosa que pidieren, les será hecho por mi Padre que está en los cielos» (Mt 18.19).

El Páncreas

Un órgano muy importante que necesitamos saber cómo cuidar es el páncreas. El páncreas es un órgano digestivo en el abdomen, localizado justo debajo del estómago. Su función principal es producir enzimas que descomponen los alimentos para su digestión y absorción. Cada día, el páncreas secreta alrededor de litro y medio de jugo pancreático al intestino delgado. Las enzimas

> *¿No entendéis que todo lo que entra en la boca va al vientre, y es echado en la letrina? Pero lo que sale de la boca, del corazón sale; y esto contamina al hombre.*
> MATEO 15.17-18

secretadas incluyen lipasa, que digiere la grasa; proteasa, que digiere las proteínas, y amilasa que digiere las moléculas de almidón. Las principales características de insuficiencia pancreática son la digestión irregular, mala absorción, deficiencia de nutrientes y malestar abdominal.

Usted puede dar pasos positivos para ayudar a su páncreas a digerir el alimento, y ayudar a todo su aparato digestivo a procesar lo que come, de manera que se sienta mejor y elimine muchos de estos incómodos síntomas.

Puede superar la insuficiencia pancreática y otros problemas digestivos, tomando unos sencillos pasos de la cura de la Biblia. No se desanime. Los molestos síntomas que tiene deben ser chequeados por un médico, pero pueden ser superados con un cambio en su estilo de vida y cambios nutricionales. Exploremos algunas pasos básicos que puede dar.

Insuficiencia pancreática

Una de las causas más comunes que he encontrado para la flatulencia abdominal y gases, es la insuficiencia pancreática.

Examine sus heces fecales. Una manera muy simple de saber si tiene insuficiencia pancreática, es mirar sus heces fecales. Miramos nuestros alimentos cuando entran en nuestra boca, pero nunca los miramos cuando salen. Si pasan alimentos no digeridos en las heces fecales, hay una fuerte probabilidad de tener insuficiencia pancreática. Esto es bastante común en las personas de edad.

Use enzimas pancreáticas. El tratamiento para la insuficiencia pancreática, es simplemente usar enzimas pancreáticas. Recomiendo pancreatina pues contiene amilasa, lipasa y proteasa. También prefiero el extracto pancreático de alta potencia antes que productos de baja potencia. Si es vegetariano, puede tomar bromelaina y papaína, que se obtienen de la piña y de la papaya.

Úlceras y gastritis

Las úlceras y la gastritis son causas comunes de indigestión. Cuando aparecen estos síntomas, los jugos gástricos son altamente ácidos. De manera que si tiene una delgada capa de mucosa cubriendo la membrana del estómago, es propenso a tener una úlcera, especialmente si está tomando alguna medicina antiinflamatoria, aspirina o alcohol.

Beba mucha agua. Una adecuada hidratación —tres litros al día, preferiblemente dos vasos de ocho onzas treinta minutos antes de cada comida— es lo más importante para prevenir las úlceras. La mucosa está formada mayormente por agua. Puesto que la capa mucosa es la que protege al estómago de las úlceras, es justo razonar que una hidratación pobre cobrará su precio en la producción de moco del estómago.

Evite todo lo irritante. Es igualmente importante evitar el alcohol, la aspirina, y las drogas anti inflamatorias no esteroides tales como Advil, Motrin y Aleve. Estas drogas también adelgazan la cobertura mucosa del estómago, dando lugar a las úlceras y a la gastritis.

Úlcera péptica

El *H.pílory* es una bacteria comúnmente asociada con la úlcera péptica. Los factores que predisponen a alguien a desarrollar *H.pílory*, son una baja producción de ácido clorhídrico, una capa inadecuada de mucosa protegiendo el estómago y un bajo nivel antioxidante de la membrana del estómago. Fumar es también perjudicial, porque sobre estimula la secreción ácida.

Cosas que hay que evitar o disminuir

Si tiene una úlcera, es indispensable que cambie su estilo de vida. Evite el alcohol, la aspirina y otros antiinflamatorios. Deje de fumar y disminuya las bebidas que contienen cafeína.

Beba mucha agua. Debe aumentar su ingestión de agua a por lo menos dos o tres litros al día.

Beba jugos naturales. El jugo de col es excelente para curar las úlceras, pero debe tomar por lo menos un litro al día.

Tome tabletas DGL que es una forma especial de orozuz o regaliz, y es sumamente importante para ayudar a curar y proteger su estómago de las formaciones de úlceras. Debe tomar dos tabletas de DGL de 380 miligramos, aproximadamente treinta minutos antes de cada comida y al momento de acostarse.

Beba jugo de áloe vera. El jugo de áloe vera es también útil para prevenir y tratar las úlceras. Necesita beber aproximadamente de medio litro a un litro de jugo de áloe durante el día. Evite cantidades excesivas porque puede ocasionarle diarrea.

Tome glutamina. El aminoácido glutamina, en una dosis de 500 a 1000 miligramos, tomado treinta minutos antes de cada comida, es también útil para prevenir o tratar las úlceras.

Tome gama orizanol. La gama orizanol viene del arroz integral y contiene poderosos antioxidantes que pueden curar las úlceras. Entre ellas, las úlceras del estómago y del duodeno, lo que es la primera parte del intestino delgado.

La gama orizanol se encuentra también en el salvado de arroz, en el aceite de salvado de arroz o en forma de cápsulas. Debe tomar 100 miligramos tres veces al día, más o menos diez minutos antes de las comidas.

Tome una forma especial de bismuto. Si tiene H.pílory, que es la bacteria que por lo general causa las úlceras, necesita tomar una forma especial de bismuto llamada subcitrato de bismuto. Esta susbstancia puede ser prescrita por su médico nutricionista, y debe ser tomada en una dosis de 240 miligramos, dos veces al día antes de las comidas. Hay una simple prueba de sangre que su médico puede hacer para determinar si tiene esta bacteria. También hay diferentes tratamientos con antibióticos que pueden ser prescritos por su médico.[1]

Cómo superar la intolerancia
a ciertos alimentos

La intolerancia a los alimentos, llamada alergia a los alimentos, produce comúnmente síntomas gastrointestinales que incluyen indigestión, gases, flatulencia, diarrea, colon espástico y mala absorción, solo por mencionar algunas. Otras condiciones comúnmente asociadas con la alergia a los alimentos son: eczema, asma, frecuentes infecciones de oídos, sinusitis y cansancio.

El consumo excesivo de ciertos alimentos puede incrementar nuestra sensibilidad a ellos e incrementar, por lo tanto, la posibilidad de reacciones alérgicas. Aunque es posible ser sensible o alérgico a casi cualquier alimento, los más frecuentes son: leche, huevos, trigo, maíz y chocolate.

Con mucha frecuencia, las personas tienen solo diez alimentos que comen con regularidad, por lo que necesitan aumentar la variedad de los alimentos que ingieren.

La variedad es el sazón de la vida, y esto aplica también a los alimentos. Es importante comer diferentes clases de alimentos para no desarrollar alergia a ninguno de ellos.

Comúnmente, los pacientes con alergia a alimentos tienen una baja secreción de ácido clorhídrico en sus estómagos. También secretan insuficientes cantidades de enzimas pancreáticas, especialmente las proteasas. Las proteasas son las enzimas pancreáticas que descomponen las proteínas. Los alimentos deben ser bien masticados para luego ser descompuestos por el ácido clorhídrico. Si las proteínas no son completamente digeridas, entonces las que queden deben ser descompuestas por las proteasas secretadas por el páncreas. Si las proteínas no son descompuestas adecuadamente en aminoácidos y en cortas cadenas de péptidos, la molécula grande de proteína puede producir una reacción alérgica.

Esto ocurre cuando la proteína grande pasa —usualmente a través del vello intestinal— a la corriente sanguínea para ser absorbida. Esto puede conducir a cuatro diferentes tipos de reacciones alérgicas.

✔ UNA CURA BÍBLICA REALIDADES

1. Pueden brotar ronchas en todo el cuerpo (urticaria)

2. Las vías respiratorias pueden cerrarse

3. La persona respira con dificultad

4. Puede presentarse una reacción hipersensible retrasada, horas o días después de consumir el alimento. Los síntomas pueden incluir mala absorción, diarrea, gases, flatulencia, eczema, cansancio.

No hay una cura simple para la alergia a los alimentos. Creo que el tratamiento básico para esto involucra un buen programa nutricional dirigido por un médico nutricionista, que incluya cantidades adecuadas de ácido clorhídrico, pepsina y enzimas pancreáticas. Usted puede seguir una dieta baja en antigénicos en la que deje de comer los alimentos que normalmente consume y comience a ingerir los alimentos que raramente producen alergias.

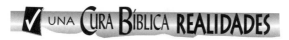

Alimentos que raramente producen alergias

- Arroz
- Pollo
- Pavo
- Papas
- Bananas
- Manzanas

La rotación de los alimentos es extremadamente importante para prevenir las alergias. Cada alimento de la dieta debe consumirse solamente un día por cada cuatro. Por ejemplo, está bien comer pollo en el almuerzo y la cena del martes. Pero debe rotar los alimentos, y no comer pollo nuevamente por lo menos hasta el sábado. Esto disminuye el riesgo de alergia a cada uno de estos alimentos. También de esta manera le será más fácil aislar los alimentos que le causan reacciones alérgicas.

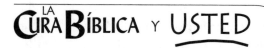

La prueba del pulso

Haga la prueba del pulso. Tómese el pulso un minuto antes de comer. Luego coloque un pedazo del alimento, al que podría ser alérgico, en su lengua. Después de treinta segundos, vuelva a tomarse el pulso. Si el pulso sube en más de seis pulsaciones en un minuto, usted puede ser sensible o alérgico a ese alimento. Mientras más sube el pulso, más grave es la alergia o sensibilidad.

Combine sus alimentos

Una apropiada combinación de alimentos también puede ayudarle con sus problemas digestivos, incluyendo la acidez, la indigestión, los gases y la flatulencia. Si tiene un funcionamiento normal del sistema gastrointestinal, no necesita seguir este programa. Al combinar los alimentos, las frutas deben ser siempre comidas solas, porque son mucho más digeribles que otros alimentos.

Los alimentos proteínicos tales como la carne y los productos lácteos, no se deben comer junto con almidones tales como pan, fideos, papas, habichuelas y arroz. Los vegetales tales como el brócoli, espárragos y lechuga, deben combinarse ya sea con almidones como pan, fideos, papas, o con alimentos proteínicos tales como carne y productos lácteos.

> *Por tanto os digo: No os afanéis por vuestra vida, qué habéis de comer o qué habéis de beber; ni por vuestro cuerpo qué habéis de vestir. ¿No es la vida más que el alimento, y el cuerpo más que el vestido?*
> MATEO 6.25-26

La lógica para esta combinación de alimentos es que para su óptima digestión los almidones necesitan un medio alcalino, mientras que las proteínas necesitan un medio ácido. Cuando estos dos tipos de alimentos se comen juntos, interfieren el uno con el otro, provocando que la digestión quede incompleta o que el proceso digestivo tome más tiempo del necesario. Como consecuencia, muchos almidones y proteínas quedan sin digerir, resultando en proteínas pudriéndose en el intestino delgado, mientras que los carbohidratos se fermentan y producen flatulencia y gases.

Personalmente, he desarrollado serias sensibilidades a los alimentos. Mis sensibilidades se resolvieron finalmente después de desensibilizarme por medio del método N.A.E.T. (siglas en inglés para Técnicas para la Eliminación de Alergias del Dr. Nambudripads). Para encontrar un médico en su área que esté certificado en estas técnicas, vaya al sitio en internet: www.naet.com. Sin embargo, aun es de vital importancia tener una cantidad normal de ácido clorhídrico, pepsina y enzimas pancreáticas, aun después de haberse desensibilizado.

Sé que dar los pasos señalados en este capítulo podría no ser fácil. Ciertos alimentos a los que po-

> *Por nada estéis afanosos, sino sean conocidas vuestras peticiones delante de Dios en toda oración y ruego, con acción de gracias. Y la paz de Dios, que sobrepasa todo entendimiento, guardará vuestros corazones y vuestros pensamientos en Cristo Jesús.*
>
> FILIPENSES 4.6-7

dríamos ser alérgicos serán muy tentadores. Pero Dios puede ayudarle a evitar comer aquello que irrite su sistema digestivo. También es capaz de sanar cualquier problema de insuficiencia pancreática, úlceras o gastritis. Quiero animarle a orar por su sanidad, y a que invite a los líderes espirituales de su iglesia a orar por usted. Con toda confianza, crea en esta promesa:

¿Está alguno enfermo entre vosotros? Llame a los ancianos de la iglesia y oren por él, ungiéndole con aceite en el nombre del Señor. Y la oración de fe salvará al enfermo, y el Señor lo levantará; y si hubiere cometido pecados, le serán perdonados. Confesaos vuestras ofensas unos a otros, y orad unos por otros, para que seáis sanados. La oración eficaz del justo puede mucho.

SANTIAGO 5.14-16

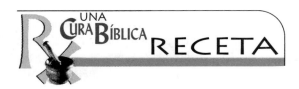

Cómo superar la insuficiencia pancreática, las úlceras y la gastritis

Si tiene insuficiencia pancreática, marque los pasos que dará:

❑ Observar las heces fecales y consultar al médico

❑ Usar enzimas pancreáticas

Si tiene alergia a los alimentos, describa cómo usted:
Combinará los alimentos

_____

Usará suplementos

_____

Beberá suficientes líquidos

_____

Evitará los alimentos a los que es alérgico

_____

Pedirá a otros que oren por usted

_____

capítulo 5

Cómo combatir los problemas digestivos en el colon y en los intestinos.

Dios ha creado substancias importantes, alimentos especiales con fibra, que pueden ayudar a nuestros intestinos y colon a mantenerse saludables. Podría estar diciendo a otros lo mal que se siente. Sepa que sus quejas no le ayudarán a curarse ni física ni espiritualmente. Sin embargo, ahora mismo puede comenzar a pronunciar vida y a confesar a Dios como su Sanador. Proverbios declara: «Aguas profundas son las palabras de la boca del hombre; y arroyo que rebosa la fuente de la sabiduría» (Pr 18.4).

Muchos problemas digestivos se originan en las bacterias que viven en el colon. Las bacterias sirven para unos propósitos muy útiles, excepto cuando se presentan en demasiada cantidad. El número de bacterias en el intestino grueso o colon es aproximadamente cien trillones. Podríamos tener tanto como de tres a cinco libras de masa bacterial viviendo en nuestro colon. En nuestro colon, la función de las bacterias es sintetizar las diferentes vitaminas, descomponer las toxinas e impedir el crecimiento excesivo de bacterias peligrosas como la siguela y la salmonela. La mayor parte de nuestro sistema inmunológico está localizado en la membrana que cubre nuestro intestino delgado.

El problema con las bacterias se presenta cuando hay un crecimiento excesivo de estas y de levadura en el intestino delgado. Este es un problema común y resulta, usualmente, en el abuso en el uso de antibióticos y en la insuficiente cantidad de secreción de ácido clorhídrico. Cuando hay crecimiento excesivo de bacterias y de levadura en el intestino delgado, se producen muchos gases y flatulencia. Frecuentemente, esto resulta de la fermentación de las azúcares en almidones (papas, pan, maíz, fideos) y en azúcares simples (pasteles, tortas, dulces, galletas).

Las bacterias en el intestino delgado, pueden además podrir las proteínas y producir fuertes substancias químicas que dañan la membrana del intestino delgado. Esto puede resultar en una condición llamada intestino que gotea. Un intestino que gotea puede producir más alergias a los alimentos, diarrea, flatulencia, gases y dolor abdominal.

Si usted tiene un crecimiento excesivo de levadura en el intestino delgado, hay un gran riesgo de que tenga parásitos allí, puesto que esta condición crea el ambiente propicio para estos.

Para determinar si tiene crecimiento excesivo de bacterias en el intestino delgado, debe hacerse un análisis de laboratorio de las heces fecales, junto con una prueba de respiración. Esta última revelará si hay altas cantidades de hidrógeno en la respiración, lo cual significaría sobrecrecimiento bacterial. Estas pruebas las realiza un médico nutricionista. Para encontrar un médico nutricionista en su área que pueda realizar estas pruebas, llame, en los Estados Unidos, al Great Smokey's Lab al 1(800)522 4762.

Aunque la idea de bacterias y parásitos invadiendo nuestro aparato digestivo suena muy alarmante, recuerde que el tratamiento y cura de estos desórdenes es muy simple y fácil. Si no fuera por el increíble diseño de Dios para nuestros cuerpos, esto no sería así. Sin embargo, puesto que estos problemas son relativamente comunes, es alentador saber que pueden ser fácilmente curados con métodos naturales.

Crecimiento excesivo de bacterias.

El crecimiento excesivo de bacterias en el intestino delgado, terminará destruyendo las enzimas que revisten la superficie de las células intestinales, provocando una digestión y una absorción inadecuada de los carbohidratos y las azúcares. Esto a su vez, llevará a más fermentación, más flatulencia, más gases y posiblemente diarrea.

Los pacientes con crecimiento excesivo de bacterias y levadura en el intestino delgado, usualmente tienen demasiada producción mucosa por las células que recubren los intestinos. A diferencia del estómago donde la mucosa es útil, esta gruesa capa de mucosidad impide el contacto entre las enzimas de las células

> *Sé vivir humildemente, y sé tener abundancia; en todo y por todo estoy enseñado, así para estar saciado como para tener hambre, así para tener abundancia como para padecer necesidad. Todo lo puedo en Cristo que me fortalece.*
> FILIPENSES 4.12-13

intestinales y los disacáridos, que son azúcares dobles como la lactosa (o azúcar de la leche), la sucrosa (o azúcar de caña), la maltosa y la iso-maltosa (que es el almíbar de maíz que se usa en muchos dulces).

Los azúcares simples tales como la glucosa, la fructosa y la galactosa, no necesitan ser enzimáticamente divididos para ser llevados de los intestinos a la corriente sanguínea. Sin embargo, los azúcares dobles tienen que ser divididos en enzimas en la membrana intestinal, para poder ser absorbidos. Pero como la membrana mucosa intestinal es tan gruesa, la reacción enzimática con el azúcar doble no tiene lugar. De esta manera, los azúcares se quedan y se fermentan en el intestino delgado, produciendo más gases, flatulencia y diarrea.

Pasos a dar

Añada enzimas. Si tiene excesivo crecimiento bacterial, primero debe tener adecuadas cantidades de ácido clorhídrico, pepsina y enzimas pancreáticas. Siga una dieta muy baja en carbohidratos y que no contenga azúcar, productos lácteos ni comidas altas en almidones.

Reduzca ciertos almidones y azúcares. El

azúcar refinada debilita el páncreas, que produce insulina, y aumenta el riesgo de cálculos biliares. Los pacientes con excesivo crecimiento bacterial en el intestino delgado, no son capaces de tolerar ciertos almidones puesto que esto lleva a un aumento en la fermentación. Estos almidones incluyen casi todos los cereales de grano como el trigo, la avena, el maíz, el centeno, el arroz, el mijo (cuando se hace pan), las galletas, el cereal, la pasta, la harina, la pizza y las galletas.

Los carbohidratos de estos granos son fermentados por las bacterias y la levadura en el intestino delgado. Los únicos carbohidratos que son permitidos son los que se encuentran en las frutas, en el yogurt descremado, en la miel, y en los vegetales tales como ensaladas, apio, pepinos, espárragos, cebollas y zanahorias. También se puede comer la mayoría de las nueces, excepto el maní. Sin embargo, si no se puede tolerar las nueces, y ellas le causan diarrea, deben ser suspendidas. Evite todos los alimentos hechos con azúcar blanca refinada.

Evite las papas. Evite comer tanto batatas, como patatas corrientes, así como la mayoría de todas las habichuelas, incluyendo la soya.

Evite la mayoría de los jugos. Evite también las frutas enlatadas con almíbar. Beba agua o agua con limón. Beba cidra de manzana orgánica, en pequeñas cantidades.

Evite ciertos alimentos. La mayoría de los alimentos que por lo general causan gases y flatulencia, son los productos lácteos y los productos hechos con azúcar blanca. Evite el alcohol y especialmente la cerveza.

Creo que esta dieta es la base principal de tratamiento para el excesivo crecimiento de bacterias y levadura. Además, usted necesita adecuadas cantidades de ácido clorhídrico, pepsina y enzimas pancreáticas.

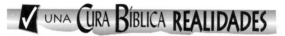

Cómo combatir el estreñimiento

La flatulencia y los gases se deben, por lo general, al estreñimiento. Probablemente, este es el desorden gastrointestinal más común y es usualmente el resultado de una insuficiente ingestión de agua. Hay que tomar, por lo menos, de dos a tres litros de agua al día. Otra causa es también la insuficiente ingestión de fibra, que debe ser de 25 a 35 gramos al día.

La importancia de la fibra.

La fibra nos protege de muchas enfermedades y es absolutamente importante para nuestro proceso digestivo. La fibra es importante también para tratar a personas con crecimiento excesivo de bacterias y levadura en el intestino delgado. La fibra insoluble no alimenta a las bacterias y no se fermenta rápidamente en el intestino delgado. Ayuda a anular e inactivar muchas toxinas en los intestinos.

Creo que la mejor fibra insoluble es la celulosa microcristalina. A algunos pacientes les sienta muy bien el salvado de trigo que contiene gama orizanol. Este es un poderoso antioxidante que ayuda a curar tanto las úlceras del estómago como las intestinales.

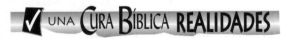

Cómo comer más fibra

Para obtener una adecuada cantidad de fibra en su dieta, siga la guía de la Pirámide Alimenticia del Departamento de Agricultura de los Estados Unidos, que recomienda lo siguiente:[1]

- Coma de 2 a 4 porciones de fruta.

- Coma de 3 a 5 porciones de vegetales.
- Coma de 6 a 11 porciones de cereal y granos cada día (asegúrese de que sean granos enteros).
- Comience su día comiendo un cereal de granos enteros que contenga por lo menos 5 gramos de fibra por porción.
- Procure comer tantos vegetales crudos como sea posible, ya que al cocinarlos se reduce su contenido de fibra.
- Procure no pelar las frutas (manzanas y peras) ni los vegetales, porque mucho de la fibra se encuentra en la cáscara.
- Añada habicuelas a las sopas, guisos y ensaladas
- Coma meriendas de frutas secas y frescas.
- Lea las etiquetas de los alimentos, para saber su contenido de fibra.

REALIDADES REALIDADES REALIDADES REALIDADES REALIDADES REALIDADES REALIDADES

✓ UNA CURA BÍBLICA REALIDADES

¿Qué hace la fibra?

La fibra es parte importante de una dieta saludable porque ayuda a la función normal de los intestinos y a mantener la regularidad. Cuando es parte de una dieta baja en grasas saturadas y colesterol, la fibra ha sido asociada con la reducción en el riesgo de ciertos tipos de cáncer, diabetes, desórdenes digestivos y enfermedades del corazón.

Los alimentos altos en fibra soluble incluyen:

- Avena
- Salvado de avena
- Salvado de arroz
- Cebada
- Habicuelas
- Guisantes
- Frutas cítricas

Los alimentos altos en fibra insoluble incluyen:

- Pan de trigo integral
- Cereales integrales
- Centeno
- Cebada
- Zanahorias
- Salvado de trigo
- Arroz integral
- Col
- Col de bruselas

REALIDADES REALIDADES REALIDADES REALIDADES REALIDADES REALIDADES REALIDADES

Debe tomar también *lactobacilos acidófilos* y lactobacilos bífidos. Los lactobacilos acidófilos son unos organismos beneficiosos que ayudan al cuerpo a combatir las enfermedades y a restaurar la salud. Recientes investigaciones han descubierto que los acidófilos matan a una clase perjudicial de la bacteria *E. coli* en el tracto intestinal. Los acidófilos también convierte el azúcar de la leche en ácido láctico. Las bacterias que producen la descomposición y los gases no pueden vivir en el ácido láctico. Los acidófilos también tienen la propiedad única de ayudar al cuerpo en la producción de las vitaminas B en el sistema.

Esto es especialmente útil, puesto que hay muchos agentes comunes que destruyen las vitaminas B. Unos cuantos de estos son los antibióticos, las píldoras anticonceptivas, los alimentos con azúcar refinada y el café. Los acidófilos inhiben el crecimiento de las bacterias patógenas e inhiben muchas de las sustancias químicas que estas bacterias perjudiciales producen. También impiden la alteración en la permeabilidad intestinal.

Se necesitan por lo menos tres billones de organismos de bacterias bífidas y lactobacilos, por día. Los acidófilos crecen principalmente en el intestino delgado, mientras que los lactobacilos crecen bien en el intestino grueso.

Use hierbas

Las hierbas también ayudan a matar las bacterias anormales, la levadura y los parásitos del intestino delgado. Las hierbas que comúnmente se usan para esto incluyen el orégano, en una dosis de cinco tabletas, tres veces al día con las comidas, y el ajo, en una dosis de 500 miligramos, una tableta tres veces al día con las comidas. A veces necesito añadir, el medicamento Nistatin de, 500.000 unidades por tableta, una tableta, tres veces al día, junto con el orégano y el ajo para disminuir la levadura en el intestino delgado.

Finalmente los ejercicios aeróbicos, tales como las caminatas vigorosas, el ciclismo y la natación, por veinte a treinta minutos, tres o cuatro veces a la semana, son muy importante para prevenir el estreñimiento.

Hay muchas formas de fibra que usted puede tomar como pisilium, salvado de avena, salvado de arroz, semillas de lino en polvo, pectina y guar gum. También aconsejo a mis pacientes tomar una bebida que es alta en clorofila y que incluye hierba de trigo, hierba de cebada, alfalfa, y diferentes algas como el alga verde-azul, la spirulina y la clorela. Estos alimentos altos en clorofila ayudan a limpiar el colon y a prevenir el estreñimiento.

UNA CURA BÍBLICA RECETA

Tome una cuchara de la Bebida Desintoxicante de Verduras para la Salud Divina, que contiene una mezcla de cada uno de los siguientes alimentos clorofílicos. Mézclelos bien con jugo de naranja, o póngalos en una licuadora hasta que queden suaves y cremosos. Tome esta mezcla diariamente.

- Alfalfa
- Hierba de cebada
- Clorela

- Hierba de trigo
- Spirulina
- Alga verde-azul

Los Productos Nutricionales para la Salud Divina se pueden pedir a la dirección que aparece al final de este libro. Yo tomo esta bebida tan pronto me levanto en la mañana, acompañado de jugo de naranja fresco. También lo tomo en la tarde tan pronto regreso del trabajo.

Evite el uso de laxantes

Evite el uso de laxantes de hierbas así como los que se compran sin receta en las farmacias, ya que pueden llevarle a una dependencia de estos productos. Un laxante saludable y natural que cualquiera puede tomar es el magnesio; puede ser tomado en forma de citrato de magnesio, gluconato de magnesio y aspartato de magnesio.

El magnesio, en una dosis de 400 miligramos, tres o más veces al día, garantizará más que cualquier otra cosa un movimiento intestinal regular diario. Un producto común de magnesio que le ayudará a sentirse mejor es la leche de magnesia. Tómelo conforme las instrucciones de la etiqueta.

Nunca suprima la urgencia de tener un movimiento intestinal, puesto que esto está comúnmente asociado con el estreñimiento. Además elimine los alimentos procesados tales como: pan blanco, harina blanca, fideos blancos, el arroz blanco y cualquier otro producto procesado. Por lo general, toma el doble o triple cantidad de tiempo para eliminar el alimento procesado del necesario para eliminar los integrales.

Tomar lactobacilos, acidófilos y bífidos, aproximadamente unidades de colonias de tres billones al día, es muy importante para los pacientes con estreñimiento. Al procesar el pan blanco se le quita todo el germen y el salvado, así como aproximadamente el 80 por ciento de los nutrientes y virtualmente toda la fibra. La harina es blanqueada químicamente, lo que destruye aun más vitaminas. Luego, son añadidas las grasas hidrogenadas y el azúcar, junto con vitaminas manufacturadas.

Asegúrese de eliminar productos tales como el pan blanco, que es puro almidón, sin la fibra y el valor nutricional de los panes integrales. Si usted añade agua al pan blanco, se forma una substancia espesa y pegajosa. ¿Alguien se pregunta por qué este alimento necesita el doble de tiempo para ser eliminado del cuerpo? Creo que esta es una de las principales razones por la que tenemos tanta incidencia de cáncer de colon en los Estados Unidos. Es la tercera causa de muerte por cáncer, tanto en hombres como en mujeres.

Años atrás, el doctor Dennis Burkitt comparó las heces fecales de los africanos rurales que tenían una dieta rica en fibra de más de 100 gramos al día, con las de oficiales navales británicos que comían principalmente carnes, harina blanca y azúcar. Los africanos evacuaban sin esfuerzo y en grandes cantidades, en un periodo de entre aproximadamente dieciocho a treinta y seis horas. En comparación, los oficiales navales británicos evacuaban con mucha dificultad, en cantidades pequeñas y compactas, en periodos de entre setenta y dos a cien horas.

Además, los oficiales navales desarrollaron hemorroides, fisuras anales, venas varicosas, diverticulosis, tromboflebitis, enfermedades de la vesícula, apendicitis, hernia hiatal, intestinos irritables, obesidad, colesterol alto, enfermedades coronarias, presión alta, diabetes, hipoglicemia, pólipos en el colon y cáncer del colon y del recto. Los africanos rurales solo experimentaron estas condiciones y enfermedades cuando asumieron la dieta británica consistente principalmente de carnes, harina blanca y azúcar. La moraleja de esta historia es simplemente esta: la fibra es importante y esencial para una digestión saludable de los alimentos.[3]

Tome tiempo ahora mismo para orar por sus problemas intestinales. Sus oraciones pueden abrirle, espiritual y físicamente, al poder sanador de Dios. El le envía su Palabra en este momento para curarle. Reclame esta promesa sanadora de la Biblia: «Envió su palabra y los sanó, y los libró de su ruina» (Sal 107.20). Comience orando así:

UNA ORACIÓN DE CURA BÍBLICA
PARA USTED

Dios todopoderoso, gracias por mi aparato digestivo. Pronuncia tu palabra de sanidad para mis intestinos y colon. Ayúdame a mantener mi dieta y que pueda comer la fibra y los otros alimentos que necesito para mi sanidad física. Gracias, Señor, por sanarme. Amén.

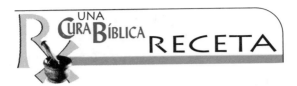

UNA
CURA BÍBLICA
RECETA

Cómo superar los problemas digestivos del colon y de los intestinos.

Describa qué alimentos comerá para tener una ingestión de fibra adecuada:

_____

_____

Resuma la razón por la que necesita fibra en su dieta diaria:

_____

_____

Si el estreñimiento es el problema, ¿qué debe hacer?

_____

_____

Escriba una oración para su sanidad:

_____

_____

_____

_____

capítulo 6

Cómo combatir los problemas digestivos con desintoxicación.

Las toxinas atacan tanto a nuestro cuerpo como a nuestro espíritu. Para desintoxicarnos espiritualmente, tenemos que arrepentirnos y pedirle perdón a Dios por nuestros pecados. En el orden natural, también hay toxinas que atacan nuestros cuerpos y tenemos que combatirlas. Es tan importante estar libre de toxinas espirituales como desintoxicarse físicamente. En efecto, las toxinas espirituales — pecado, actitudes y emociones negativas, adicciones y conducta destructiva— mantienen a nuestro aparato digestivo en conflicto.

Para trabajar con las toxinas espirituales, tenemos que desintoxicarnos a través de:

- La confesión de pecados
- El arrepentimiento y el alejamiento del pecado
- El pedir el perdón de Dios
- El recibir su gracia perdonadora mediante Jesucristo
- El compromiso de no volver a pecar

Después de la desintoxicación espiritual, la desintoxicación física puede tener también maravillosos beneficios para el cuerpo.

La desintoxicación clínica es muy importante para controlar la acidez, la indigestión, la flatulencia y los gases. No estoy hablando de desintoxicación de alcohol o drogas, estoy hablando de quitar las toxinas que han sido producidas en el cuerpo, en los intestinos y en el medio ambiente.

Por ejemplo, las toxinas producidas dentro del cuerpo incluyen los productos de desperdicio del metabolismo celular. El metabolismo celular utiliza nutrientes, en presencia del oxígeno, para formar energía. Una analogía de este proceso es lo que ocurre con la leña en una chimenea. Cuando la leña se está quemando en presencia del oxígeno, produce humo. En el metabolismo celular, los nutrientes utilizados en presencia del oxígeno no producen humo, pero producen desechos celulares y radicales libres. Estos productos de desperdicio del metabolismo celular, necesitan ser expulsados del cuerpo regularmente. El metabolismo puede ser dañado debido a deficiencias nutricionales, tales como las deficiencias de vitaminas y minerales y el excesivo estrés. Las toxinas también se producen dentro de los intestinos. Las alergias, la sensibilidad y la intolerancia a los alimentos pueden resultar en una digestión y una absorción inadecuadas. Como resultado de esto, los alimentos no absorbidos ni digeridos se convierten en un material tóxico que lleva a la putrefacción, fermentación y rancidez.

En adición a esto, el excesivo crecimiento bacterial y de levadura, o las infecciones de parásitos en el intestino delgado, pueden convertir los alimentos en metabolitos tóxicos, que luego son absorbidos en el torrente sanguíneo y pueden producir cansancio, mareo, estupor, dolores musculares y la falta de claridad para pensar.

Nos rodean toxinas por todo lado. Los agentes contaminadores están en el aire y en el agua. Además de estas toxinas, muchos de nuestros alimentos están contaminados a consecuencia de los pesticidas, los herbicidas, los antibióticos y las hormonas. Vivimos en un mundo tóxico. Sin embargo, creo que la mayoría de nuestras toxinas se producen dentro de nuestros cuerpos y dentro de nuestros intestinos.

Los metales pesados son una fuente principal de toxinas, especialmente el mercurio que viene de los peces y de las platificaciones en los dientes. El mercurio tiene efectos antibióticos que matan las bacterias buenas. En consecuencia, las bacterias patógenas comienzan a desarrollarse en nuestro intestino delgado; resultando en un excesivo crecimiento de levadura y parásitos.

Uno de los mejores métodos de desintoxicación, es reemplazar los alimentos procesados que comemos con super alimentos que proveen nutrientes esenciales, y ayudan en la eliminación del material tóxico. El más simple de los super alimentos incluye una bebida altamente clorofílica, tan pronto se levante en la mañana, y un batido desintoxicante para el desayuno. Durante la primera semana sería bueno tomar también este batido en el almuerzo y en la cena. El batido desintoxicante, como bien sugiere el nombre, le ayudará en la desintoxicación y eliminación intestinal, y además ayudará al hígado en sus funciones.

Tan pronto despierto en la mañana, tomo un super alimento que es una combinación de hierba de trigo, hierba de cebada, alfalfa, spirulina, clorela y alga verde-azul. Esta es mi propia bebida de hierbas para la desintoxicación. La tomo, ya sea con jugo de naranja o jugo de uva, y con nueve cápsulas de clorella. Entonces estoy listo para trabajar (Este batido está descrito en el capítulo 5).

Después de treinta a cuarenta y cinco minutos, preparo mi batido de desintoxicación. Tomo dos tazas de agua filtrada y añado cinco cucharaditas de semillas de lino recién molidas en un molino de café. Luego, añado una taza de fruta fresca que puede ser de bananas, fresas o duraznos. También añado dos cucharadas de aceite de lino y dos cucharadas de lecitina granular. A continuación añado una cucharadita de lactobacilos acidófilos y bífidos.

Finalmente, agrego dos cucharadas de una mezcla especial de proteína hipoalergénica que está balanceada y no produce flatulencia ni gases. Uso los productos «Ultraclear» de Metagenics o «Nutraclear» de Biotics. También se puede usar unas pocas gotas de Stevia para endulzar. Lo pongo en la licuadora por uno o dos minutos, luego dejo que se asiente de cinco a diez minutos. Bebo aproximadamente la mitad como desayuno, y el resto durante la mañana. Esto me da tremenda energía. Además me mantiene satisfecho durante toda la mañana, por lo que no siento deseos de comer.

Usted puede seguir este programa por una semana bajo la supervisión de su médico nutricionista, tomando la bebida de hierbas al despertarse por la mañana y el batido de desintoxicación en el desayuno, almuerzo y merienda. Este es uno de los mejores programas de desintoxicación que he usado. También debe beber por lo menos dos litros de agua durante el día, mientras está en este programa. Descanse mucho.

Si está demasiado intoxicado, podría tener síntomas de irritabilidad y cansancio, así como náusea y síntomas de resfriado. Nuevamente, insisto en que se coloque bajo la supervisión de su médico nutricionista mientras cumple este programa. Y mientras lo hace, dé los siguientes pasos:

- Evite la carne, los huevos, los productos lácteos, los mariscos, los granos, las habichuelas, las nueces, los alimentos procesados, los alimentos fritos y refinados, los dulces, el café, el te, el alcohol, y los condimentos como el pimiento y la sal.
- Ejercítese con caminatas vigorosas todos los días.
- Tome los suplementos recomendados por su médico nutricionista. En estos tiene que incluir ácido clorhídrico y pepsina, enzimas

pancreáticas, jugo de remolacha para la vesícula y para licuar las secreciones biliares, cardo lechoso para desintoxicar el hígado, fórmulas para drenar los riñones y suplementos de ajo y orégano para limpiar los intestinos de almidón, bacterias y parásitos.

• Durante la primera semana de desintoxicación clínica, es posible que experimente efectos secundarios de náusea, diarrea, estreñimiento, flatulencia, gases, dolores de estómago, indigestión o cansancio. Si luego de una semana, estos síntomas persisten, probablemente indica que tiene alergia a algún alimento; o intolerancia o sensibilidad a alguno de los suplementos o alimentos desintoxicantes.

Si es así, debe hacerse la prueba del pulso, en la que se toma el pulso por un minuto y luego pone uno de los suplementos o alimentos en su lengua por treinta segundos, y vuelve a chequear el pulso. Si el pulso sube más de seis latidos, probablemente es alérgico o sensible al alimento desintoxicante o al suplemento. Esto debe hacerse bajo la supervisión de un médico nutricionista que sea experto en desintoxicación. Personalmente uso este programa de desintoxicación regularmente, por lo menos cinco días a la semana. Siento que mantiene mi cuerpo en buenas condiciones y con energía. No tengo indigestión, flatulencia ni gases. Además mantiene mi mente alerta y previene la reacciones por deficiencia de azúcar en la sangre que tenía frecuentemente en el pasado.

\E Al seguir estos simples consejos nutricionales, también se verá libre de la acidez, la indigestión, la flatulencia y los gases. Y recuerde desintoxicarse espiritualmente primero. Las indicaciones dadas al inicio del capítulo le ayudarán a experimentar la paz de Dios, la que traerá sosiego y descanso. Reclame el cumplimiento de esta promesa: «Si confesamos nuestros pecados, él es fiel y justo para perdonar nuestros pecados, y limpiarnos de toda maldad» (1 Jn 1.9).

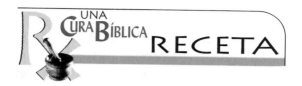

UNA CURA BÍBLICA RECETA

Cómo superar los problemas digestivos con desintoxicación.

¿Qué pasos dará para desintoxicarse?

_____

_____

¿Qué alimentos evitará?

_____

_____

¿Cuándo hablará con su médico nutricionista y usará la desintoxicación como parte regular de su estilo de vida?

_____

_____

¿Qué pasos tiene que dar para desintoxicarse espiritualmente?

_____

_____

_____

_____

Una oración de Cura Bíblica para usted

Dios todopoderoso, gracias te doy porque me has dado pruebas de ser fiel y misericordioso para conmigo y para mi vida. Gracias te doy, porque no hay nada que me preocupe que sea demasiado grande ni demasiado pequeño para ti. Hasta los cabellos de mi cabeza están contados por ti. Gracias por darme sabiduría y soluciones para superar mis problemas digestivos por medio de métodos naturales.

Además, sé que eres mi sanador, el Dios que me cura, como dice tu Palabra. En el nombre de Jesús, declaro con denuedo que esta molestia y este dolor se han terminado en mi vida. En el nombre de Jesús, recibo el poder sanador de Dios en este mismo momento. Gracias, Señor, porque tu unción sanadora está fluyendo a través de mi aparato digestivo en este instante, fortaleciéndolo, calmándolo, limpiándolo y sanándolo. Recibo tu poder sanador para cualquier úlcera o daño que haya en mi sistema digestivo. Te alabo Señor Jesús porque tu nombre es más grande que todo dolor y enfermedad. ¡En el poderoso nombre de Jesucristo, declaro que estoy curado! Amén. Te doy gracias y te alabo, porque tú eres un maravilloso Padre celestial. Amén.

Conclusión

Al leer este folleto sobre La Cura de la Biblia, habrá descubierto que hay muchos pasos físicos y espirituales que puede dar para superar los problemas digestivos como la acidez, la indigestión, la flatulencia y los gases.

Comience por confiar en Dios para que le guíe en lo que tiene que comer, y en la manera cómo puede ayudar a su sistema digestivo. Crea en las promesas de la Biblia de dicen que él nos guiará en todos nuestros caminos. Pida que Dios le enseñe sus caminos para tener vida abundante, tanto en el plano físico como en el plano espiritual: «Enséñame, oh Jehová, tu camino; caminaré yo en tu verdad; afirma mi corazón para que tema tu nombre. Te alabaré, oh Jehová Dios mío, con todo mi corazón, y glorificaré tu nombre para siempre. Porque tu misericordia es grande para conmigo, y has librado mi alma de las profundidades del Seol» (Sal 86.11-13).

Lea en voz alta los pasajes de las Escrituras que le han sido dados en este libro, y comience a aplicar la sabiduría de estos en su vida. Dé los pasos que escribió en sus propias recetas de cura de la Biblia.

Sé que se sentirá mejor tanto física como espiritualmente.

Notas

PREFACIO

HAY REMEDIO PARA LA ACIDEZ Y LA INDIGESTIÓN

1. Roy E. Palmer, Ph.D., «Gastroesofageal Reflux», *The Daily Aple*, June 1999. Estadísticas basadas en «Heartburn may increase your risk of cancer of the esophagus» *The New England Journal of Medicine* (1999):340:825 831.

CAPÍTULO 2

CÓMO COMBATIR LAS CAUSAS COMUNES DE LA ACIDEZ Y LA INDIGESTION

1. Adaptado de «Social Readjustment Rating Scale» por Thomas Holmes y Richard Rahe. Esta escala fue primeramente publicada en el *Journal of Psychosomatic Research*, (1967): vol.II, 214.

CAPÍTULO 4

CÓMO COMBATIR LA INSUFICIENCIA PANCREÁTICA, LAS ÚLCERAS Y LA GASTRITIS

1. M.Murray Pizzoino, *Encyclopedia of Natural Medicine* (Roctilin, CA: Prima Health, 1998), 814.

CAPÍTULO 5

CÓMO COMBATIR LOS PROBLEMAS DIGESTIVOS EN EL COLON Y LOS INTESTINOS

1. American Medical Society, Health Insight www.amaassn.org/insight, Junio 1999.

2. Para más información, lea *The Yeast Connection: A*

Medical Breakthrough por el Dr. William G. Crook (Vintage Books, 1986).

3. Resumen de *The Lancet*, Julio 21, 1973, por Dennis P. Burkitt y Peter A. James.